DE LA
MÉDECINE ÉCLECTIQUE

DANS

LE TRAITEMENT DES MALADIES CHRONIQUES

DES YEUX

et des affections rhumatismales, dartreuses, scrofuleuses,
cancéreuses et syphilitiques;

Par le docteur BAUDOT-PRÉVOT, Oculiste,

Médecin de la Faculté de Paris, Professeur particulier d'Anatomie et
d'Ophthalmologie, Membre de plusieurs Sociétés savantes et
philanthropiques, ancien Élève de l'École pratique
de ladite Faculté, etc., etc.

***

Visible tous les jours, de midi à 4 heures,
Place de l'Hôtel-de-Ville, 9, maison de M. FICHAUX,
A Troyes.

***

TROYES,

IMPRIMERIE D'ANNER-ANDRÉ, PLACE DE L'HOTEL-DE-VILLE.

1841.

DE LA
MÉDECINE ÉCLECTIQUE

DANS LE

LE TRAITEMENT DES MALADIES CHRONIQUES

DES YEUX

ET DES

AFFECTIONS RHUMATISMALES, DARTREUSES, SCROFULEUSES. CANCÉREUSES ET SYPHILITIQUES.

Le célèbre médecin Archigène, d'Apamée, qui pratiquait la médecine à Rome, sous le règne de Trajan, est regardé comme fondateur de l'école éclectique (du verbe EKLEGO, je choisis). Divers systèmes, diverses doctrines divisaient, comme de nos jours, les médecins de cette époque. Le chef illustre de cette école avait posé en principe à ses adeptes d'examiner, avec le plus grand soin et la plus grande impartialité, toutes les opinions dominantes en médecine, et de n'admettre dans la pratique que celles avouées par la raison et sanctionnées par l'expérience et les faits.

Certes, il n'est point d'être plus embarrassé sur la terre qu'un médecin, sur la tête duquel on vient de placer le bonnet doctoral ; savant et consciencieux, comment sera-t-il assez hardi pour se livrer à la pratique médicale ? Comment va-t-il, l'esprit tout rempli encore de ce qu'il vient d'entendre de la bouche même de ses maîtres, et dans la même école : les uns, proclamant la saignée, les applications de sang-sues comme remèdes infaillibles ; les autres, regardant le quinquina et toute la série de médicaments stimulants et toniques comme faisant la base des seuls et véritables moyens de guérir, comment, dis-je, va-t-il être assez hardi pour oser disposer, selon sa volonté, de la santé et de la vie des hommes ? On doit juger d'avance combien doit être grand l'embarras de ce jeune médecin, dont le cœur est pur, et qui ne demande et ne cherche que la vérité. Tel un vaisseau sur l'Océan battu par tous les vents : tel l'esprit du jeune médecin débutant dans la carrière médicale.

Peut-on concevoir maintenant le sang-froid et l'effronterie de ces charlatans qui proclament et affichent partout leurs remèdes, leurs panacées universelles ; rien ne les embarrasse, leur ignorance leur rend la conscience large : ils croient peut-être bien faire, les malheureux ! Ici les uns proclament une pâte infaillible contre les maladies du poumon ; là une pommade contre les maladies des yeux ; plus loin ils annoncent avec emphase un électuaire, un rob, un sirop contre les maladies vénériennes, etc., etc. Toutes ces préparations, dont la composition est fixe, peuvent-elles être constamment applicables à toutes les périodes des maladies, à tous les tempéraments, à tous les sexes, à tous les âges et dans toute espèce de circonstances ? Dire oui, ce serait anéantir la science et vouloir nous faire croire à l'absurde. Si des médicaments éminemment spécifiques, tels que le mercure et la salsepareille, dans les affections syphilitiques ; le soufre, dans les maladies cutanées ; le quinquina, dans les fièvres intermittentes, non-seulement échouent, mais même aggravent souvent les symptômes morbides ; si une application de sangsues, destinée à combattre une inflammation, souvent l'augmente : certes, ce n'est point au moyen thérapeutique qu'il faut s'en prendre, mais bien à celui qui l'applique, qui, partisan exclusif d'une doctrine ou d'un système particulier, ne voit toutes les maladies que par le prisme de sa doctrine ou de son système. Nous regardons comme heureux celui qui, dans ses études, a pu écouter d'éloquents professeurs avec sang-froid, et rester calme au milieu de ces débats scolastiques de la science : nous n'avons pas été celui-là. Enthousiaste, nous avions adopté un système, celui de l'irritation, dit médecine physiologique : tant que nous exerçâmes à Paris, ayant à faire presque toujours à des maladies aiguës et sur des citadins, nous n'eûmes qu'à nous louer de son application ; mais lorsqu'en voyageant nous ne vîmes plus dans notre cabinet que d'anciennes maladies, la plupart abandonnées et regardées comme incurables, force fut à nous d'abandonner bientôt, et doctrine et système, pour nous livrer d'une manière plus sévère à l'étude des maladies ; et, après un grand nombre de faits et de profondes méditations, nous avons reconnu, et nous sommes profondément convaincu qu'on ne peut suivre ni doctrine, ni système dans le traitement des maladies chroniques. Chaque maladie devra être, pour le médecin, le sujet d'une étude particulière, et tout traitement devra être appliqué avec la plus grande circonspection. Il est rare qu'une maladie chronique existe sans complication ; ce sont ces enchaînements d'affections compliquées qui en rendent le diagnostic obscur et le pronostic souvent hasardé.

Maintenant qu'en médecine l'homme qui a un peu vieilli dans la science, sait à quoi s'en tenir sur les doctrines des Boerhaave, des Stoll, des Sthal, des Rasori, des Laënnec, des Brown, des Broussais, etc., etc.; et que pour lui l'arène médicale n'est plus actuellement occupée que par trois géants médico-philosophes, l'allopathiste, l'homœopathiste et le magnétiseur (1); nous dirons que, pour donner la palme à un de ces trois athlètes scientifiques, il nous faut encore voir couler bien des sueurs et assister à bien des combats; et que, dans l'état actuel de la science, nous resserrant dans un éclectisme prudent et consciencieux, nous nous bornons jusqu'à présent à répéter avec Baglivi : *Ars medica tota in observationibus.*

Ainsi donc, nous établissons que la médecine éclectique est celle qui, usant de toutes les doctrines et de tous les systèmes connus, s'efforce de les réduire à leur juste valeur dans le creuset de l'expérience.

MALADIES DES YEUX.

On dit vulgairement que les yeux sont le miroir de l'âme : nous, nous dirons qu'ils peuvent l'être aussi des maladies du corps, et que c'est en étudiant les affections morbides des yeux, maladies qui tombent facilement sous nos sens, et le plus sûrement appréciables, qu'on pourra se faire une idée, et plus juste, et plus parfaite de la plupart des maladies internes

Si nous nous sommes livré d'une manière toute particulière à l'étude et au traitement des maladies des yeux et de leurs annexes, c'est afin que, marchant du connu à l'inconnu, nous puissions nous faire une idée, et plus vraie et plus exacte des maladies ca-

---

(1) Nous avons dit ce que nous pensons du magnétisme, dans une brochure ayant pour titre : *Quelques mots sur le magnétisme animal.*— Cette brochure, imprimée à Rouen, en 1839, se vend chez G. *Baillière*, libraire, rue de l'Ecole-de-Médecine, à Paris.

chées. Les organes de la vue offrent à l'observateur des lésions aiguës et chroniques des membranes muqueuses, fibreuses et séreuses ; l'œil offre l'hydropisie, la paralysie, la névralgie, le cancer et toutes sortes de dégénérescences organiques ; les agents thérapeutiques dans ces diverses affections pouvant être facilement appliqués et jugés, nous offrent une voie, et plus sûre, et en quelque sorte plus scientifique, pour arriver au traitement général des maladies internes et chroniques. D'ailleurs, la plupart des maladies des yeux tenant aussi à l'état morbide général de l'individu, quelle facilité le médecin n'a-t-il pas d'apprécier le pouvoir d'un traitement interne sur des maladies faciles à voir et à saisir ! Je donnai des soins à M. X....., pour un iritis chronique, il était depuis long-temps presque borgne de l'œil droit ; un grand nombre de moyens prescrits par plusieurs médecins recommandables de Paris, et employés sans succès, me firent penser que cette maladie pouvait devoir sa ténacité au virus syphilitique. Un traitement approprié rendit la vue à mon malade, qui jouit maintenant d'une parfaite santé. Dernièrement encore je donnai des soins à une jeune fille affectée d'ophthalmie scrofuleuse. Toute médication locale et externe, quelle que soit sa nature, augmentait la maladie, qui ne céda qu'à un traitement interne convenablement appliqué.

Une chose digne de remarque, c'est que la plupart des opérations chirurgicales pratiquées sur les yeux ne doivent leur malheureux résultat qu'au traitement médical, ou négligé, ou mal appliqué ; le nombre des malades aveugles pour toujours, et qui ne le sont devenus qu'à la suite d'opérations de cataractes mal soignées, est incroyable. Mieux que personne j'ai été à même de constater ce fait ; d'ailleurs en peut-il être autrement ? *Ces célèbres* médecins oculistes voyageurs qui, pour la plupart, n'ont fait qu'effleurer la science, ne restent souvent auprès de leurs malades que le temps de les opérer et de recevoir leur argent, et partent, laissant le traitement à un médecin ou à un officier de santé qui, très-souvent, peu familiers à ces genres de médications, laissent perdre les fruits d'une opération bien faite.

Nous avons en outre observé que, dans les hôpitaux et dans toutes les maisons de santé où il y a un grand rassemblement de malades, les opérations en général, et surtout celles pratiquées sur les yeux, avaient beaucoup moins de chances de succès que dans un local particulier hygiéniquement bien exposé : on pourrait dire à ce sujet beaucoup de choses, lesquelles entreraient parfaitement dans le domaine d'une thèse qui aurait pour titre : *Examen critique de la pratique médicale et chirurgicale dans les grands hôpitaux de Paris.* L'esprit systématique et le tenace amour-propre de la plupart de ceux qui dirigent le service de santé, dans ces établissements, leur font commettre bien des fautes qu'il serait bon de relever (soit dit en passant).

L'honneur de l'art et l'humanité réclament surtout que le chirurgien-oculiste donne lui-même ses soins à son opéré, jusqu'à disparition complète de tous phénomènes inflammatoires, et, mieux encore, jusqu'à guérison pleine et entière. Dans les opérations chirurgicales applicables aux yeux, on ne doit faire usage d'aucun procédé spécial, mais d'une méthode opératoire indiquée par le cas pathologique et les circonstances.

Nous dirons de plus que le médecin spécial ne peut se livrer à la pratique avec chances de succès réels qu'après avoir étudié l'ensemble de la science, et que celui-là seul peut ajouter quelque chose à l'art et rendre de véritables services à la société. Nous croyons qu'il serait bon que toutes les fois qu'un médecin voudrait exercer dans une localité, il fît par écrit une profession de foi médicale ; au moins les malades sauraient à quoi s'en tenir, et le véritable mérite ne serait point effacé par ce charlatanisme de commérage, de luxe, d'antichambre et de salon qui énerve tout : les frelons ne mangeraient pas le miel des abeilles.

Le meilleur médecin est celui qui sait le mieux préciser le siége de la maladie, en déterminer les causes prochaines et les altérations matérielles, analyser les symptômes et rapporter chacun d'eux à l'organe affecté qui les produit ; il sera à coup sûr le meilleur médecin, parce qu'il connaîtra les fonctions des organes, leur *consensus* en santé, leurs influences réciproques en maladie, et le désordre que le dérangement d'une ou de plusieurs pièces apporte à toute la machine organique ; il sera le meilleur médecin, parce que son savoir en physiologie lui permettra de saisir le mal et ses accroissements, depuis son origine jusqu'au degré morbide le plus élevé ; enfin , parce que toutes ces connaissances acquises pourront seules le mettre à portée de prévoir le danger et de lui opposer des moyens convenables. C'est sur la nature que doivent être fondés le diagnostic, le pronostic et le traitement ; le médecin qui n'est pas capable de bien établir le diagnostic d'une maladie, ne peut en prévoir l'issue, ni la traiter d'une manière rationnelle : aveugle qui n'a ni bâton, ni chien, il marche à l'aventure, et ses succès ne seront dus qu'à un heureux hasard.

L'inégalité des talents est peu sensible dans le traitement des maladies aiguës : celles-ci sont brusques, et en général dessinées d'une manière telle, que le moins clairvoyant ne peut les confondre ; leurs signes sont saillants, le siége aisé à établir et les moyens à leur opposer faciles à saisir. C'est tout différent pour les maladies chroniques : l'affection n'est pas toujours aussi bien localisée, elle s'est étendue à plusieurs organes, la symptomatologie est plus souvent embrouillée, au point qu'il faut des semaines pour établir un bon diagnostic, des mois, des années même, pour traiter avec succès et à travers des difficultés sans nombre. Nous arrivons au moment où il faudra que le médecin soit savant, laborieux et courageux : qu'il se grandisse devant les difficultés ; mais alors, loin de lui le jeu, la chasse, les festins et les plaisirs. Nous ne reviendrons pas sur ce que nous avons dit plus haut en parlant des maladies chroniques.

Nous ne pouvons terminer cet écrit sans dire que nous regardons comme heureux le médecin qui, par ses connaissances en chimie et en matière médicale, sait, tant dans l'intérêt de la science que dans celui de ses malades, éviter ces formules bizarres et anti-scientifiques qui, chaque jour, font plus d'une fois sourire malignement le moins expert des pharmaciens. Malheureusement c'est le plus grand nombre des personnes, qui se livre à l'art de guérir, qui excite ce rire moqueur.

Etudions-donc la chimie et l'action des médicaments simples, messieurs de la Faculté, et éclectiques en pharmacologie, secouons, dans nos formules, le joug de l'ignorance et de la routine ; et doctes, quoique docteurs, comme disait Molière, travaillons véritablement pour l'honneur de l'art et dans l'intérêt de l'humanité.

De l'humanité, à ce mot nous nous sentons encore quelque chose à dire : nous voulons parler de la charité, vertu par excellence qui rehausse du double les talents du médecin. C'est par la charité que nous sentons fortement l'égalité des hommes sur cette terre de changement, de travail et de sueur. C'est par la

charité que nous éprouvons les plus douces jouis-
sances : car en est-il de plus grandes, en effet, que
de tendre la main à l'infortune, de consoler l'homme
en deuil, de panser les plaies de la misère, de donner du courage à la veuve et de soutenir l'orphelin ;
par la charité, nous reposons loin des intrigues d'un
sommeil de paix et de bonheur.

Médecins ! joignons la charité à la science, et nous
serons les premiers hommes de la société, et un jour sur
notre tombe on ne placera pas cette épitaphe, réser-
vée à l'avare stupide et cruel : *Cancer social et néant.*

Nous allons maintenant publier quelques faits pris
dans notre pratique ophthalmologique, faits patho-
logiques dont le diagnostic était facile, clair, précis,
palpable, et pouvant être facilement appréciés et jugés, tel est notre charlatanisme ; tout le monde ne
pourrait faire celui-là !

Mlle ADÈLE BÉBERT, âgée de 7 ans, rue Pavée-Saint-Sauveur,
n° 4, à Paris, affectée depuis très-long-temps d'ophthalmie scrofuleuse, presque aveugle ; guérie.

M. PIERRE BALLUE, âgé de 59 ans, chargeur chez M. Duche-
min jeune, commissionnaire de roulage, demeurant à Rouen, rue
de l'Écureuil, 5, affecté de cataracte lenticulaire ; opéré avec succès. Le malade n'a souffert ni pendant ni après l'opération. (D'ailleurs, voir le *Journal de Rouen* du 29 octobre 1839, qui parle
de cette opération remarquable).

M. FONTAINE, directeur des manufactures de M. Poitevin,
à Saint-Léger (Seine-Inférieure) ; son fils, âgé de 4 ans, affecté
d'ophthalmie lymphatique depuis un an, complètement aveugle ;
guéri.

M. FRANÇOIS RATELLE, rue de l'Epine, 2, faubourg Saint-Sever, à Rouen ; son fils, âgé de 4 ans, affecté d'ophthalmie scrofuleuse, avec épaississement des lames superficielles de la cornée
transparente, complètement aveugle, déclaré incurable et placé à
cet effet à l'hôpital général de Rouen ; guéri.

M. GUENEL, rue Chasse-Lièvre, 5, à Rouen ; sa fille âgée
de 4 ans, affectée d'ophthalmie scrofuleuse, avec épaississement

des lames superficielles de la cornée transparente, complètement aveugle ; guérie.

Mme MONNIER, âgée de 49 ans, aux Ménilles, près Pacy (Eure), borgne de l'œil droit, affectée depuis 18 mois d'ophthalmie chronique entretenue par un corps étranger introduit entre les lames de la cornée transparente ; opérée et guérie.

Mlle LELOUTRE, âgée de 9 ans, rue d'Elbeuf, 10, à Rouen, affectée de tache très-étendue sur la cornée, borgne de l'œil gauche, suite de la petite-vérole ; guérie.

M. GUIFFARD, plâtrier ; son fils, âgé de 7 ans, rue des Peupliers, 2, à Rouen, affecté d'épaississement des lames de la cornée transparente, borgne de l'œil droit, suite d'ophthalmie chronique; guéri.

Mme DUPERREY, âgée de 48 ans, propriétaire à Catelon, canton de Bourgtheroude (Eure), borgne de l'œil droit, affectée depuis vingt ans de renversement des paupières en dedans, après avoir employé un grand nombre de moyens toujours sans succès ; opérée et guérie.

Mme LORFAIE, propriétaire, âgée de 72 ans, de Glos, près Montfor-sur-Risle (Eure), affectée de cataracte lenticulaire, aveugle ; opérée avec succès.

Mme SAUNIER - LAVIOLETTE, propriétaire, âgée de 66 ans, de Sainte-Marguerite-en-Viette (Calvados), affectée de cataracte lenticulaire, complètement aveugle depuis deux ans ; opérée avec succès.

Mme ORANGER, âgée de 42 ans, route de Caen à Lisieux (Calvados), affectée depuis trois ans d'ophthalmie de l'œil gauche, borgne depuis un an ; guérie.

M. SAMSON, âgé de 22 ans, rue Saint-Etienne, 110, à Caen (Calvados), depuis six mois ne pouvant marcher sans guide, affecté d'amaurose congestive, après avoir employé un grand nombre de moyens toujours sans succès ; maintenant ce jeune homme voit de très loin et distingue les plus petits objets.

M. GRILLEUX, âgé de 24 ans, de Cormeille (Eure), affecté depuis quatre ans d'inflammation palpébrale des deux yeux ; guéri.

M. Guillaume TARDIF, âgé de 56 ans, palefrenier à Saint-Malo, sous les Murs (Ille-et-Vilaine), aveugle complètement depuis quatre ans, renversement de paupières en dedans, après avoir subi plusieurs opérations et traitements toujours sans succès ; opéré et guéri.

Mlle Victoire BARBIER, âgée de 23 ans, rue Basse-Saint-Gilles, 63, à Caen (Calvados), affectée depuis un an d'une tumeur du volume d'une noisette, située sur la paupière supérieure de l'œil gauche, après plusieurs opérations et traitements sans succès; opérée et guérie.

M. X..., âgé de 39 ans, de Paris, affecté depuis plusieurs années d'iritis syphilitique, presque borgne de l'œil droit. La nature de la maladie étant inconnue on la traita inutilement pendant plusieurs années; elle céda après deux mois d'un traitement anti-vénérien approprié. (Ce malade fut soigné et guéri à Paris en 1825).

M. FRÉDÉRIC-LOUIS, âgé de 72 ans, de Lavanne (Marne), affecté de cataracte laiteuse, aveugle depuis 18 ans; opéré avec succès.

Mlle AMANDA BURON, âgée de quatre ans, rue Grand-Pont, 75, à Rouen (Seine-Inférieure), affectée depuis quinze mois d'ophthalmie chronique, par moment complètement aveugle, après un grand nombre de moyens toujours sans succès; guérie.

M. RENAUD, boulanger, âgé de 34 ans, rue du Bout-du-Pont-de-Larche (Seine-Inférieure), affecté depuis trois ans d'une tache sur l'œil droit (albugo) qui rendait la vue double et extrêmement pénible; guéri.

M. NICAIS AUGUSTE, âgé de 6 ans, de Gorze (Moselle), affecté d'ophthalmie traumatique avec plaie à la cornée transparente; guéri après un mois de traitement.

Mlle MARIE ORELLE, âgée de quinze ans, de Paramé (Ille-et-Vilaine), affectée depuis huit mois d'ophthalmie chronique de l'œil droit avec œdématie et gonflement énorme de la paupière supérieure, borgne; guérie.

M. JEAN BOUILLANT, âgé de dix ans, de Saint-Servan (Ille-et-Vilaine), affecté d'ophthalmie scrofuleuse, aveugle depuis deux ans; guéri.

Mlle PÉRINE JAMETTE, âgée de 6 ans, deParamé (Ille-et-Vilaine), affectée d'ophthalmie scrofuleuse depuis quatre ans, aveugle depuis deux mois; guérie.

Mme CROIZET, âgée de 23 ans, rue St.-Malo, 7, à Rennes (Ille-et-Vilaine), affectée d'ophthalmie chronique depuis un an, complètement aveugle; guérie.

M. RENE GILLET, âgé de 25 ans, de Saint-Laurent (Ille-et-Vilaine), affecté d'ophthalmie palpébrale depuis trois ans; guéri.

Mlle MARIE HUET, âgée de 14 ans, de Pleudihen (Côtes-du-Nord), affectée d'ophthalmie scrofuleuse depuis quatre ans, ne pouvant aller sans guide; guérie.

M. PIERRE BRASSEUR, âgé de 70 ans, affecté de cataracte lenticulaire, aveugle depuis 10 ans, rue de la chèvre, 47, à Rouen; opéré avec succès.

M. PERRIER, âgé de 18 ans, faubourg Saint-Sever, à Rouen, rue d'Elbeuf, 98, affecté depuis plusieurs mois d'ophthalmie chronique de l'œil droit avec épaississement des lames de la cornée transparente, presque borgne; guéri.

Mme HUBERSAQUE, âgée de 30 ans, rue Saint-Denis, 371, à Paris, affectée d'ophthalmie catarrho-rhumatismale de l'œil droit, avec larmoiement et impossibilité de supporter la lumière; guérie.

M. BOURDOT, gantier, âgé de 22 ans, rue Saint-Martin, 174, à Paris, affecté d'ophthalmie de l'œil gauche; après plusieurs mois de séjour à l'Hôtel-Dieu, sorti, l'œil complètement perdu, et faisant éprouver au malade des douleurs telles, qu'il pouvait à peine se livrer à son travail ordinaire; guéri.

M. JOSEPH OLIVIER, menuisier, âgé de 28 ans, rue de Paris, 91, à Vitré (Ille-et-Vilaine), affecté depuis deux ans d'ophthalmie chronique, aveugle depuis cinq mois; guéri.

Mlle ROSE BOSSIERE, âgée de 23 ans, rue des Bouchers, 1, à Saint-Malo (Ille-et-Vilaine), affectée depuis six ans d'ophthalmie scrofuleuse presque aveugle; guérie.

Mlle JEANNE GILLET, âgée de 20 ans, de Mordelles (Ille-et-Vilaine), affectée d'ophthalmie chronique depuis un an, ne pouvant la plupart du temps marcher sans guide; guérie.

Mme veuve LEFEVRE, âgée de 34 ans, rue Saint-Malo, 7, à Rennes (Ille-et-Vilaine), affectée depuis très-long-temps d'ophthalmie chronique, aveugle depuis quatre mois; guérie.

M. TEISSIER, âgé de 30 ans, au Comte, près Rennes (Ille-et-Vilaine), affecté depuis plusieurs années d'ophthalmie palpébrale; guéri.

M. JACQUES QUEVAL, cultivateur, âgé de 51 ans, à Etempuis (Seine-Inférieure), depuis dix ans, affecté de névralgie de l'œil droit, avec douleurs intermittentes et atroces, après avoir employé un grand nombre de moyens toujours sans succès; guéri.

M. AUBE, terrassier, âgé de 58 ans, à Canteleu (Seine-Inférieure), même maladie que le précédent; guéri par les mêmes moyens.

M. Paul LETELLIER, âgé de 11 ans, de Buron (Calvados) , affecté d'ophthalmie palpébrale depuis cinq ans ; guéri.

Mlle CAZOT, âgée de 7 ans, rue des Amandiers, 37, à Belleville, près Paris, affectée depuis deux ans d'ophthalmie scrofuleuse avec pustule, *sui generis*, sur la cornée transparente, presque aveugle ; guérie.

M. LACASSE, gantier, âgé de 25 ans, rue aux Ours, 18, à Paris, affecté d'abcès considérable à la paupière supérieure de l'œil droit, lequel s'étendait jusqu'au tissu graisseux de l'orbite ; opéré et guéri.

M. HOUÈLE, contrôleur à l'hôtel des Messageries Royales, à Paris, son fils âgé de 6 ans, affecté d'ophthalmie lymphatique avec pustule, *sui generis*, sur la cornée transparente, presque borgne ; guéri.

AFFECTIONS
rhumatismales, dartreuses, cancéreuses, scrofuleuses et syphilitiques.

Depuis que la médecine oculaire n'est plus le domaine des charlatans, depuis que les travaux récents des Beer, des Rosas, des Juengken, des Weller, des Stœber, des Saeger, des Mackensie, des Græfe, des Samson, etc., etc., ont arraché des mains de l'ignorance cette branche de l'art, et que pour être oculiste maintenant, il ne suffit pas de faire tant bien que mal une opération de cataracte, mais bien d'être profondément initié à toutes les sciences qui forment, par leur ensemble, le grand art médical et la véritable force thérapeutique de celui qui veut guérir, l'ophthalmologiste doit non-seulement être habile opérateur, mais a dû encore étudier avec le plus grand soin les diverses dyscrasies ou l'action des différents vices ou virus qui, par leur présence dans l'économie animale, ont une si grande influence sur les maladies en général, et particulièrement sur les affections des yeux (*ophthalmies spécifiques*). C'est l'étude en quelque sorte permanente et spéciale de ces divers états morbides, affections rhumatismales, dartreuses, cancéreuses, scrofuleuses et syphilitiques qui a pu nous mettre à même de faire un choix dans le grand nombre des moyens indiqués contre elles, et de faire de ces moyens dans notre pratique de justes applications thérapeutiques ; aussi, dans notre conviction profonde d'avoir fait quelque chose de bien pour les malades, et dans l'espérance de leur être utile encore, nous publions quelques-unes des cures remarquables obtenues par nous dans le traitement de ces diverses spécificités morbides.

M. DUPUIS, âgé de 5o ans , concierge à la munitionnaire à Rennes (Ille-et-Vilaine), affecté depuis dix-neuf ans de douleurs rhumatismales qui le mettaient dans l'impossibilité de ramasser quelque chose à terre et de se retourner dans son lit ; guéri.

Mlle Eugénie BARBIER, âgée de 27 ans, sous-maîtresse à la pension de madame Fuavelle, rue de l'Avalasse, à Rouen, affectée depuis trois ans de dartres couperoses en suppuration, la figure dans un horrible état ; guérie.

Mme MICHEL, âgée de 26 ans, demeurant à Rouen, rempart Martinville, 16, sortie de l'Hôtel-Dieu de Rouen, le nez complètement détruit par un ulcère rongeant, et du reste dans un effroyable état, la maladie faisant chaque jour des progrès terribles ; guérie.

Mme PASQUIER, âgée de 28 ans, de Formentin (Calvados), affectée depuis huit ans de dartres horribles qui recouvraient la peau de la face, du col et des mains ; guérie.

Mme veuve BOUDARD, âgée de 46 ans, rue du Pressoir, 15, à Saint-Malo, (Ille-et-Vilaine), affectée depuis quatre ans de six ulcères rongeants à la face ; guérie.

M. Georges DUCASTEL, âgé de 36 ans, rue du Beau-Rivage, 1, à Saint-Servan (Ille-et-Vilaine), affecté depuis très-long-temps de dartres pustuleuses mentagres, situées au menton et sur la partie antérieure du col ; guéri.

Mme VASSARD, âgée de 23 ans, de la Croisille (Eure), affectée depuis trois ans d'un ulcère scrofuleux au gros orteil du pied droit, boitant et ne pouvant mettre des souliers depuis long-temps, affection pour laquelle son sixième médecin avait réclamé l'amputation ; guérie.

M. LEPRÊTRE, âgé de 28 ans, de Bonchamps (Mayenne), affecté de scrofules, ayant un des os de la main gauche carié ainsi que des plaies aux jambes, suite de la carie, boiteux et désespéré, réformé des équipages de ligne pour cette maladie, après six mois d'hôpital à Brest ; parfaitement guéri après six mois de traitement.

Mme veuve MOREL, âgée de 67 ans, rue du Boyer à Saint-

Malo (Ille-et-Vilaine), affectée depuis cinq mois d'un ulcère cancéreux, situé sur le nez; guérie.

Mme veuve FAINIEN, âgée de 50 ans, de Preuilly (Indre-et-Loire), affectée d'une tumeur cancéreuse du volume d'un œuf de poule, en suppuration et située sur le nez; guérie.

M. Jean CELEZIER, âgé de 56 ans, à Royat (Puy-de-Dôme), affecté depuis neuf mois de dartres rongeantes à la lèvre supérieure et sous les ailes du nez; guéri.

M. CADIAL, âgé de 38 ans, ingénieur attaché à la fonderie de Fourchambault (Nièvre), affecté à la lèvre supérieure et sous les ailes du nez de dartres rongeantes; guéri.

M. CHEVENET, charpentier, âgé de 24 ans, à Nevers (Nièvre), affecté depuis un an de deux bubons ulcérés et gangrenés, d'un abcès du volume d'une grosse noix, situé sous la peau et à la partie dorsale du pénis, avec ulcères rongeants, etc., etc.; radicalement guéri en 27 jours de traitement : ce malade marchait avec des béquilles. Cette cure fit sensation dans toute la ville, et c'est le seul malade en ce genre, dans ce département, qui ait permis la publication.

M. BOYON, âgé de 55 ans, ex-gendarme, demeurant place du Marché-aux-Grains, n° 2, à Rennes (Ille-et-Vilaine), affecté depuis 18 ans d'un ulcère scrofuleux à la jambe droite, ce qui l'avait contraint à quitter le service militaire; guéri.

M. Alphonse BISSON, âgé de 19 ans, de Montmain (Seine-Inférieure), affecté depuis très-long-temps d'ulcères scrofuleux à la cuisse et au genou droit, avec carie, boiteux et désespéré; guéri.

M. DUBURRE, maître tailleur, âgé de 45 ans, rue Sainte-Croix-des-Pelletiers, à Rouen, affecté depuis trois ans de dartres qui, recouvrant tout le corps, faisaient éprouver au malade des démangeaisons horribles qui le mettaient dans un état affreux de souffrances et d'anxiété; guéri.

M. ROBERT fils, âgé de 26 ans, à Saint-Aubin-la-Rivière (Seine-Inf.), affecté depuis très-long-temps, à la jambe droite, d'un ulcère dartreux de deux pouces et demi de diamètre et gangrené; guéri.

Mlle Julie MÉTAY, âgée de 12 ans, de Déville (Seine-Inf.), affectée d'engorgement scrofuleux énorme des glandes du col; guérie.

M. LANGLOIS, marchand fruitier, âgé de 58 ans, rue Beauvoisine, n° 55, à Rouen, malade depuis 5 ans, affecté depuis un an d'aphonie syphilitique (perte de la voix), a recouvré la parole après 6 semaines de traitement.

Mme L......, âgée de 36 ans, mère de neuf enfants vivants, à Dinan (Côtes-du-Nord), affectée de fleurs blanches extraordinairement abondantes, avec fièvre hectique, devenue d'une extrême faiblesse ; à ma première visite le pouls radial était insensible ; déclarée mourante et abandonnée. Lorsque je quittai le département des Côtes-du-Nord, cette dame jouissait d'une bonne santé.

Mme GENDRON, âgée de 3o ans, demeurant à Saint-Germain-sous-Cailly (Seine-Inf.), affectée depuis vingt mois d'un ulcère rongeant qui avait détruit un tiers du nez ; guérie.

Nous, maire de la commune de Saint-Germain-sous-Cailly, canton de Clères, arrondissement de Rouen, certifions que la femme GENDRON, couvreur en paille, âgée de trente ans, domiciliée en cette commune, affectée depuis vingt mois d'un ulcère rongeant au nez, a été traitée et guérie par le docteur BAUDOT-PRÉVOT, pendant l'espace de douze jours de traitement ; en foi de quoi nous avons délivré le présent pour valoir ce que de droit.

En la mairie de Saint-Germain-sous-Cailly, le 14 avril 1839.

Le maire, LHOMMEDIEU.

Ce certificat, qui a été envoyé spontanément par M. le maire de Saint-Germain-sous-Cailly au docteur Baudot-Prévot, dépose fortement contre la légèreté d'examen malheureusement assez fréquente des chirurgiens haut placés et à grande réputation. On se préparait à enlever à la malade une bonne partie de son nez ; lorsque, effrayée, elle s'y refusa et vint consulter.

La plupart des guérisons très-remarquables et très-intéressantes citées dans ce léger opuscule, demanderaient de grands développements médico-cliniques ; nous nous réservons de le faire dans la masse d'observations que nous publierons un jour. Ici nous ne faisons que les indiquer.

Troyes, Imp. d'ANNER-ANDRÉ.

www.ingramcontent.com/pod-product-compliance
Lightning Source LLC
LaVergne TN
LVHW021754030726
842523LV00003B/1013